AMASIS,

TRAGÉDIE.

Par M. DE LA GRANGE.

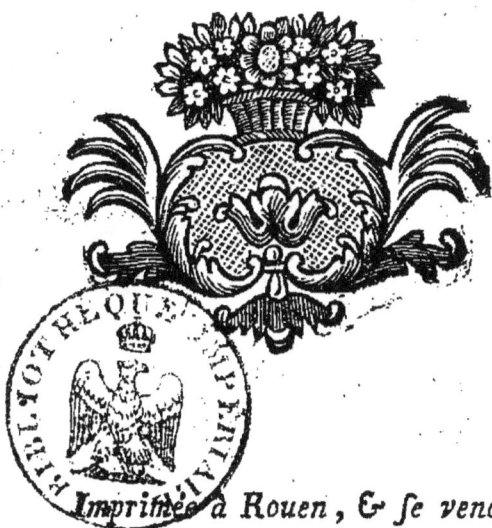

Imprimée à Rouen, & se vend

A PARIS,

Chez la Veuve de PIERRE RIBOU,
vis-à-vis la Comédie Françoise,
à Saint Louis.

M. DCC. XXIX.

Avec Privilége du Rôi.

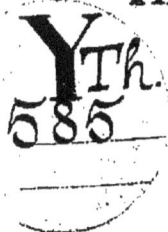

ACTEURS.

AMASIS, Ufurpateur de la Couronne d'Egyte.

NITOCRIS, Reine d'Egypte, veuve d'Apriès.

SESOSTRIS, fils d'Apriès, & de Nitocris.

PHANÉS, Favori d'Amafis.

ARTHENICE, fille de Phanès.

CANOPE, Confidente de la Reine.

MICERINE, Confidente d'Arthenice.

MENÉS, Gouverneur de Pfammenite, fils d'Amafis.

AMMON, Officier de la Garde.

GARDES.

La Scene eft à Memphis, dans le Palais des Rois d'Egypte.

A

MADAME.

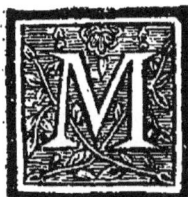ADAME;

    Je n'aurois jamais eu la témérité de pré-
senter à Votre Altesse Royale
un Ouvrage si peu digne de l'honneur de
sa protection, si je n'avois regardé en vous
que ces vertus d'éclat, & ces hautes qualités
dont tous les hommes sont également frap-
pés ; cette élévation d'esprit & de senti-
mens qui semble vous mettre au-dessus de
votre sexe, & nous découvre l'ame d'un

Héros ; cette supériorité de sagesse & de lumiere qui vous conduit dans toutes vos actions, & cette justesse de discernement qui ne vous laisse précisément estimer les choses qu'autant qu'elles le méritent. Mais depuis le moment favorable que VOTRE ALTESSE ROYALE *m'a permis de lui consacrer mes services, & que cet honneur m'a mis en état de considérer de plus près votre bonté naturelle, & la douceur inaltérable de votre esprit, j'ai crû,* MADAME, *pouvoir m'abandonner à mon zele, & vous donner cette marque publique de l'attachement le plus inviolable, sans manquer au profond respect avec lequel je suis,*

MADAME,

DE VOTRE ALTESSE ROYALE,

Le très-humble, très-fidele, &
très-obéissant serviteur,
LA GRANGE DE CHANCEL.

AMASIS,

TRAGÉDIE.

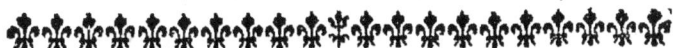

ACTE I.

SCENE PREMIERE.

SESOSTRIS, PHANÉS.

PHANÉS.

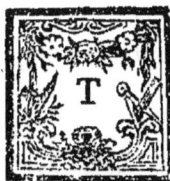 ANDIS qu'avec le jour qui commence de naître,

Amasis en ces lieux se dispose à paroître,

Et que de ses secrets confiés à ma foi

Ces murs n'ont point encor d'autres témoins que moi,

A iij

AMASIS,

Venez, Prince ; il eſt tems de vous marquer la
    place
Où vous devez venger le ſang de votre race,
Et du grand Apriès vous montrer digne fils.
Vous voyez d'un côté , la célébre Memphis :
De l'autre, ces tombeaux, & ces pleines fécondes
Que le Nil enrichit du tribut de ſes ondes.
Voici de vos ayeux le ſuperbe Palais.
Ce Palais qu'Amaſis a rempli de forfaits ;
Ces veſtiges ſacrés, où tout vous repréſente
D'Apriès votre pere une image ſanglante ;
Ces colomnes, ces arcs, ces monumens pompeux,
Inſenſibles témoins de ſon ſort rigoureux.
C'eſt-là que ſans pâlir, ce Monarque intrépide
Se vit enveloppé d'une foule homicide.
C'eſt-là qu'abandonné des Dieux & des mortels,
Il tomba ſous l'effort de mille bras cruels.
C'eſt ici qu'attiré par les plaintes funébres
Des eſclaves fuyans au travers des ténébres,
Le tumulte & la nuit ſecondant mes deſſeins,
J'arrachai votre vie au fer des aſſaſſins ;
Tandis que dans les maux votre mere abîmée,
Sur ſon époux ſanglant , mourante , inanimée,
Ne recouvra ſes ſens que pour enviſager
Cinq fils, que ſur ce marbre on venoit d'égorger.

SESOSTRIS.

Ah ! que par tant d'horreurs, mon ame eſt atten-
    drie !
Que ces triſtes objets redoublent ma furie !

Quand pourra Sefoftris, fecondé par les Dieux,
Achever le deffein qui l'amene en ces lieux ?
Phanés, à vos confeils, je me laiffe conduire :
Par vos foins généreux, c'eft peu que je refpire,
Et qu'avec Cléophis à mon fort attaché,
Des bords, où par votre ordre il m'a tenu caché,
Je puiffe me revoir au fein de ma patrie,
En état d'appaifer la voix du fang qui crie :
C'eft peu qu'après trois jours, que comme un in-
        connu,
Chez vous, hors de Memphis, vous m'avez retenu,
Vous ayez cette nuit, par votre vigilance,
Sur le fils du Tyran commencé ma vengeance :
Pour l'achever encor, fans expofer mes jours,
A quoi votre amitié n'a-t-elle point recours ?
De ce fils inconnu dont j'ai puni l'audace,
Vous voulez que je prenne & le nom, & la place;
Que fon guide immolé, ces gages que je tiens,
Pour tromper Amafis, foient autant de moyens,
Qui m'ouvrant vers fon cœur une route affurée,
Arrêtent de fes jours la coupable durée.
J'écoute avidement, j'admire vos raifons,
Mais févére ennemi des moindres trahifons.
Ne puis-je faire aux Dieux ce jufte facrifice,
Plutôt par ma valeur, que par mon artifice ?

PHANÉS.

Non, Seigneur : pour punir un Tyran furieux,
Les moyens les plus fûrs, font les plus glorieux.
Rien n'eft fi dangereux que trop d'impatience,

Il faut que la valeur se joigne à la prudence.
Dans nos troubles passés, nul autre mieux que
    moi,
Ne suivit en tous lieux, le destin de son Roi.
Où serions-nous tous deux, quand il perdit la vie,
Si je n'eusse écouté que ma seule furie ?
Foible contre Amasis, je me joignis à lui.
Ne pouvant l'accabler, je devins son appui.
Et par-là, de son cœur gagnant la confiance,
J'ai sçu vous préparer une illustre vengeance.
Déjà, pour ce dessein, je viens de m'assurer
De tous ceux qui pour nous se peuvent déclarer.
Les Prêtres de nos Dieux leur ont donné l'exem-
    ple.
Ils ont même caché dans le fond de leur Temple
Des soldats qu'en secret j'ai conduits dans Memphis.
J'ai fait plus. A leurs yeux j'ai montré Cléophis,
Qui sans vous découvrir, pour redoubler leur zéle,
A de votre retour répandu la nouvelle.
Tous les cœurs sont pour vous. Et maître de ces
    lieux,
Aussi-tôt que la nuit obscurcira les Cieux,
De nos braves amis marchans à votre suite,
Jusqu'au lit du Tyran je conduirai l'élite.
Là tout vous est permis. Vous n'aurez qu'à frapper.
Surpris de toutes parts, il ne peut échapper.
C'est en vain qu'agité des troubles formidables,
Qu'impriment les remords dans le cœur des cou-
    pables,
De ce vaste Palais parcourant les détours,

Il croit tromper les bras armés contre ses jours.
C'est-là qu'au moindre bruit, craignant sa der-
    niere heure,
En cent lieux différens, il change de demeure;
Et que plus malheureux que ses moindres sujets,
Il cherche le sommeil, qu'il ne trouve jamais.
Autour de son Palais, une garde empressée
De piques & de dards est toujours hérissée;
Et prêt d'immoler tout à ses premiers soupçons,
De tout ce qui l'approche, il craint des trahisons.
Ainsi jusqu'à tantôt gardez-vous d'entreprendre.
Voici le tems propice, où je lui puis apprendre,
Qu'un Étranger sans suite, arrivé d'aujourd'hui,
D'un secret important ne veut s'ouvrir qu'à lui.
Attendez-nous.

SESOSTRIS.

Phanés, voyons plutôt ma mere.

PHANÉS.

La Reine! ô Dieux! Seigneur, que prétendez-
    vous faire?
Ignorez-vous le soin qu'on prend à la garder?
Sans l'ordre du Tyran, nul ne peut l'aborder.
Ma fille, dont le cœur pour elle s'intéresse,
La voyoit autrefois, & flattoit sa tristesse.
Il sembloit qu'il eût peine à souffrir son aspect.
Il fallut l'éloigner pour n'être pas suspect.
De femmes, de soldats, à toute heure entourée,
Du Temple seulement on lui permet l'entrée,

A v

Où demandant aux Dieux la fin de ses malheurs,
Son offrande ordinaire est celle de ses pleurs.
Mais loin de vous trahir, le Ciel vous favorise.
Si sa vue, aujourd'hui, vous eût été permise,
C'étoit tout hazarder, que de vous découvrir.
Ses transports suffisoient pour vous faire périr.
Vous écouterez mieux la voix de la nature,
Quand vous aurez vengé votre commune injure.

S E S O S T R I S.

Hé bien! Phanés, allez, ne perdez plus de tems;
Achevez de me rendre un Trône que j'attends;
Pour me voir en état de vous rendre justice,
Et d'en faire un hommage aux charmes d'Arthe-
　　　　nice.

P H A N É S.

Ma fille! eh! quoi! Seigneur, par un servile es-
　　　　poir,
Croyez-vous m'exciter à faire mon devoir?
Ah! si de mes travaux conservant la mémoire,
Vous estimez mon sang digne de cette gloire,
Pour me forcer, sans honte, à vous tout accorder,
Regnez, soyez mon Roi, pour me le commander.

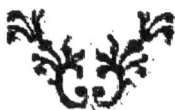

SCENE II.

SESOSTRIS, *seul.*

IL fort, & le Tyran va paroître à ma vue !
Je fens, à fon approche, une horreur imprévue:
Je fens que cette idée éloigne de mon cœur
Tout autre mouvement que ceux de ma fureur.
O vous, de mes ayeux demeure magnifique,
Affervie à regret, fous un joug tyrannique !
Palais, qu'après la mort du plus grand de vos Rois,
Ma mere de fes pleurs a lavé tant de fois !
Par votre cher afpect, pour ce fameux ouvrage.
Excitez mes tranfports, redoublez mon courage,
Et vous de qui le fang empreint de toutes parts,
Se vient offrir encore à mes triftes regards,
Mânes de mes parens qui demandez vengeance !
Mon ardeur eft égale à votre impatience.
Vous m'avez déjà vu, plein d'un jufte couroux,
Sur le fils du Tyran porter mes premiers coups.
Mais ce n'eft point affez qu'il ait ceffé de vivre :
Me voici dans ces lieux: Son pere va le fuivre.
Je jure par ce fer, qu'auffi-tôt que la nuit
Aura chaffé des Cieux le flambeau qui nous luit,
Par le fang d'Amafis, j'appaiferai vos ombres :
Ou je vous réjoindrai dans les Royaumes fombres.

SCENE III.

AMASIS, SESOSTRIS, PHANÉS, *Gardes.*

AMASIS, *à Phanés.*

QUel eſt cet Étranger qui demande à me voir?
Que veut-il? d'où vient-il? n'as-tu pu le ſçavoir?

PHANÉS.

Non, Seigneur. Il ne veut s'expliquer qu'à vous-
même.
Le voici.

AMASIS.

Juſte Ciel! ma ſurpriſe eſt extrême:
Quel trouble, à ſon abord, s'éléve dans mon cœur?
Approchez, Étranger. Que voulez-vous?

SESOSTRIS.

Seigneur,
Souffrez que je vous rende une derniere lettre,
Qu'à Ladice, en vos mains, j'ai promis de re-
mettre.

AMASIS.

J'en reconnois encore & les traits, & le ſeing.
Que veut-elle? liſons, & ſçachons ſon deſſein.

(*Il lit.*)

Votre amour pour la Reine, & vos desseins pour
elle ,
De vos Etats , Seigneur , m'ont jadis fait sortir :
Mais du moins en perdant un époux infidele ,
A perdre encore un fils , je ne puis consentir :
Aujourd'hui que le sort, pour vous combler de joie,
Par mon trépas enfin dégage votre foi ,
N'étendez point l'horreur que vous eûtes pour moi,
Sur ce fils que je vous renvoi.

LADICE.

Ah! quels transports divers m'agitent à la fois !
Psammenite, mon fils ! est-ce vous que je vois ?
Vous que, sur un soupçon conçu par votre mere,
A retenu quinze ans une terre étrangere ?

SESOSTRIS.

C'est moi-même , oui Seigneur , & le sort m'est
bien doux ,
Qui me permet enfin de m'approcher de vous.

AMASIS.

Mais d'où vient que Menés n'est point à votre
fuite :
Lui qui de votre mere accompagna la fuite ?

SESOSTRIS.

Seigneur, il ne vit plus : chargé d'ans, & de soins
Mes yeux de son trépas ont été les témoins.

AMASIS.

Quoi! Ladice en vos mains n'a point mis d'autre
gage ?

SESOSTRIS.

Seigneur, si mon récit vous donne quelque om-
brage ,
Si ces lettres d'ailleurs sont peu dignes de foi ,
Ce fer, & cet anneau vous parleront pour moi.

AMASIS.

Donnez. Ciel ! il est vrai ; c'est la marque sincere
Qu'eut jadis de ma foi Ladice votre mere.
Mais ce n'est point le fer dont fût armé mon fils.

SESOSTRIS.

Non , Seigneur. C'est celui que portoit Sesostris.

AMASIS.

Sesostris ?

SESOSTRIS.

Oui , d'un sang fatal à ma patrie ;
J'ai dans mon ennemi, surmonté la furie ;
Et voïci devant vous le garant de sa mort.

AMASIS.

Eh ! comment votre bras a-t-il fini son sort ?

SESOSTRIS.

Assez près de ces murs , par un avis fidele ,
Du chemin qu'il prenoit ayant eu la nouvelle ,
J'ai voulu que mon pere, en entrant dans Memphis ,
Eût lieu de s'applaudir du retour de son fils.
Je l'attends au passage , & je le vois paroître.
Il ne démentoit point le sang qui le fit naître.
L'insolence & l'orgueil paroissoient dans son port.

Notre âge, je l'avoue, avoit quelque rapport :
Mais mon cœur, aux vertus instruit par sa naissance,
N'avoit avec le sien aucune ressemblance.
Je le joins : je me nomme, il s'arrête ; & soudain
Il venoit m'aborder les armes à la main ;
Quand un vieux Gouverneur qui marchoit à sa
          suite,
Croyant par quelque effort ralentir ma poursuite,
Me force à le punir de sa témérité.
Son maître, à cet objet, de fureur agité,
En redouble pour moi sa rage impétueuse.
La victoire, entre nous, flotte long-tems douteuse :
Mais enfin indigné contre un sang odieux,
Qu'a proscrit dès long-tems la justice des Dieux,
Sous mes coups redoublés je le vois qui succombe.
Il recule, j'avance : il se débat : il tombe.
Là, sans être touché de sont sort abbattu,
Mon bras de l'achever se fait une vertu ;
Et de ses flancs ouverts, son ame fugitive,
S'envole avec un cri, sur l'infernale rive.

AMASIS.

Ah ! que cette victoire, & votre heureux retour,
Secondent les desseins que je forme en ce jour !
Dieux ! que par ce récit ma joie est redoublée !
Quel plaisir de montrer à l'Egypte assemblée,
Un fils victorieux que le Ciel m'a rendu !
Un fils plus souhaité qu'il n'étoit attendu.
  „ Et dont, en arrivant, la valeur salutaire,
  „ Assure la Couronne, & les jours de son pere !

,, Allez-vous repoſer. Tandis que, ſans témoins,¸
,, A combler votre eſpoir, je vais donner mes ſoins.
Je ne veux ni grandeur , ni gloire , ni fortune ,
Qu'entre nous , déſormais je ne rende commune.
Vous verrez mon amour , par mon empreſſement.
Gardes, menez ce Prince à mon appartement ;
Et que par vos reſpeẽts , par votre obéiſſance ,
On ne mette entre nous aucune différence.

      (*à Seſoſtris.*)

Allez. Dans un moment je vous réjoins.

SCENE IV.

AMASIS, PHANÉS.

AMASIS, *continue.*

                       Et toi,
Approche, & viens ſçavoir les ſecrets de ton
     Roi.
Phanés , voici le jour qu'un heureux hyménée
Va, ſelon mes ſouhaits, fixer ma deſtinée,
Aux yeux de mes ſujets que je fais aſſembler.

PHANÉS.

Ah! Seigneur , pour vos jours , vous me faites
     trembler.
Quoi! vous ſongez encore à l'hymen de la Reine ?
Si le tems , ni vos ſoins n'ont pû calmer ſa haine ,

Croyez-vous lui trouver un efprit plus foumis,
Lorfqu'elle va fçavoir le meurtre de fon fils?
Ignorez-vous, Seigneur, en voulant la contrain-
    dre,
Combien dans fa vengeance, une femme eft à
    craindre ?
Et que le nom d'époux dans fes embraffemens,
Loin de vous dérober à fes reffentimens,
Ne feroit qu'enhardir fa main défefpérée
A vous porter au cœur une atteinte affurée ?

A M A S I S.

Qu'avec raviffement j'écoute tes avis!
Je me fuis déjà dit tout ce que tu me dis,
Phanès ; & ma puiffance eft affez affermie,
Sans mettre dans mon lit cette fiere ennemie.
,, Les Dieux m'ont mis au Trône, il faut m'y
    maintenir.
,, Puifque c'eft leur ouvrage, il faut le foutenir.
,, Par les foins que je prends à défendre ma vie,
,, Leur gloire attend de moi que je les juftifie.
Cependant, t'avouerai-je une foule d'ennuis,
Qui ne fortent jamais de la place où je fuis ?
J'ai monté par le meurtre à ce dégré fuprême.
Un autre à mon exemple en peut faire de même.
,, Il eft toujours quelqu'un qui cherche à nous
    trahir;
,, Et plus on eft puiffant, plus on fe fait haïr.
,, Voilà ce que je crains. Voilà ce qui me trouble:
,, En redoublant mes foins, ma frayeur fe redouble.

Je crois ne voir par-tout que des piéges secrets ;
Que des traîtres cachés au fond de ce Palais.
Je prends pour assassins tout ce qui m'environne ,
Nul ne peut m'approcher, que je ne le soupçonne.
Mon fils même , ce fils qui vient de triompher ,
D'un monstre qu'en naissant je ne pus étouffer ,
N'a pû se garantir de ma terreur secrette.
J'ai senti dans mon sein , la nature muette :
Et s'il ne m'eût remis ces gages de sa foi ,
Je frémis de l'accueil qu'il eût reçu de moi.
Toi-même , à qui je dois la moitié de ma gloire ,
Toi qui vins confirmer ma derniere victoire ,
Ne sçachant quelquefois par où j'ai mérité
Ces effets surprenans de ta fidélité ,
De ton pouvoir trop grand mon ame est allarmée.
Je te vois cher au peuple , adoré de l'Armée ;
Que le rang de Ministre où ma faveur t'a mis ,
Releve de l'Egypte , & non pas d'Amasis :
Contre un sujet suspect, je sçais ce qu'on peut
　　　faire.
Cependant je te crois & fidéle & sincere.
Mais pour n'avoir plus lieu de douter de ta foi ,
Par de si forts liens , je veux t'unir à moi ,
Que ton ambition n'ait plus rien à prétendre :
Enfin , je suis ton Roi, je veux être ton gendre.

P H A N É S.

Seigneur...!

A M A S I S.

Pour m'acquitter de ce que je te dois

Il faut que je te force à tenir tout de moi.
Il faut que mon bonheur fasse ta récompense.
Que ta fille, en un mot... La voici qui s'avance.

PHANÉS.

Ciel! qu'est-ce que je vois? ma fille dans ces lieux!

SCENE V.

AMASIS, PHANÉS, ARTHENICE, MICERINE.

AMASIS.

Venez voir les effets du pouvoir de vos yeux,
Et sçavoir les raisons qui vous ont arrachée
De l'indigne retraite, où vous étiez cachée :
Je veux vous faire un fort digne de vos appas,
Un fort que votre sang ne vous promettoit pas :
Et pour vous confirmer cette heureuse nouvelle ,
Au Trône de l'Egypte, Amasis vous appelle.
Avant la fin du jour, pour ce nœud solemnel,
Préparez-vous tous deux à me suivre à l'Autel ;
Et pour tant de bontés, qui devroient vous confon-
          dre ,
A l'honneur de mon choix ne songez qu'à répon-
          dre.
Adieu.

SCENE VI.

PHANÉS, ARTHENICE, MICERINE.

PHANÉS.

QUe penfez-vous de cet ordre abfolu ?
Trouve-t-il à le fuivre un efprit réfolu ?

ARTHENICE.

C'eft à vous d'ordonner : le Roi, ni fa puiffance,
Ne fçauroit me fouftraire à votre obéiffance.

PHANÉS.

La Couronne pour vous a-t-elle des appas ?

ARTHENICE.

Je fens que fon éclat ne m'éblouiroit pas ;
Et le rang qu'en ces lieux votre vertu vous donne,
Permet à votre fang l'efpoir d'une Couronne.

PHANÉS.

Mais s'il faut qu'Amafis devienne votre époux,
Ma fille, en quelle eftime eft-il auprès de vous ?

ARTHENICE.

De fes crimes, Seigneur, qui comblent la mefure,
Vous m'avez fait cent fois la fanglante peinture ;

Et s'il faut que mon cœur se découvre à vos yeux,
Tel que, sans artifice, il se fait voir aux Dieux,
Vous avez tout pouvoir sur le sort d'Arthenice;
Mais si vous m'imposez un si dur sacrifice,
Je ne vous reponds pas que ce cœur gémissant,
Ne souffre aucune peine, en vous obéissant :
Ni que d'un Sceptre offert je puisse être charmée,
Quand il vient d'une main au meurtre accou-
      tumée.

PHANÉS.

Ma fille, embrassez-moi : que cet aveu m'est doux!
Voilà les sentimens que j'attendois de vous.
Contre un Tyran chargé de la haine publique,
Gardez, sans le montrer, cet orgueil héroïque.
Pour vous soustraire au joug qu'il veut vous im-
      poser,
Par un chemin nouveau, je vais tout disposer.
J'en attends pour tous deux une gloire éclatante;
Et si l'événement répond à mon attente,
Espérez d'une main plus digne de régner,
Les biens que vos vertus vous feront dédaigner.
De tout avec le tems vous serez mieux instruite;
Adieu... De votre sort laissez-moi la conduite :
Et quoi que l'on propose à votre vanité,
Craignez de faire un choix, sans mon autorité.

SCENE VII.

ARTHENICE, MICERINE.

ARTHENICE.

O Ciel! qu'ai-je entendu, ma chere Micerine?

MICERINE.

Quoi, Madame?

ARTHENICE.

Quel est le fort qu'on me destine!
Amasis me présente, & son Trône, & sa foi :
La Reine, pour son fils, veut s'assurer de moi ;
Et mon pere, à tes yeux, vient de me faire en-
tendre
Qu'à son choix seulement je sois prête à me rendre.
Sa bouche vient trop tard m'imposer cette loi :
Mon cœur, pour obéir, ne dépend plus de moi.

MICERINE.

Cet aveu me surprend. Qu'est devenu, Madame,
Ce tranquille repos qui regnoit dans votre ame?
Quel charme, ou quel chagrin a pu vous en priver?

ARTHENICE.

Un Etranger....

MICERINE.

Eh bien?

ARTHENICE.

Je ne puis achever.

MICERINE.

Quoi! celui qu'on a vu dans notre solitude
Auroit-il part, Madame, à votre inquiétude?
Lui qui par votre pere, envoyé parmi nous,
Durant trois jours à peine a paru devant vous,
Et qui se dérobant aux yeux de tout le monde,
Partit hier, en secret, dans une nuit profonde?

ARTHENICE.

C'est ce même inconnu. Pour mon repos, hélas!
Autant qu'il le devoit, il ne se cacha pas.
Je le vis : j'en rougis, mon ame en fut émue ;
Et pour quelques momens qu'il parut à ma vue,
Je sens bien que mon cœur en a reçu des traits,
Que l'absence & le tems n'effaceront jamais.
Que dis-je? ce matin, je devançois l'aurore,
Pour goûter la douceur de le revoir encore:
Quel trouble, à mon réveil, n'ai-je point ressenti?
Sans m'apprendre son sort, j'apprends qu'il est
      parti ,
Et soudain dans ces murs dont j'étois exilée,
Par un ordre du Roi je me vois rappellée.
Alors, je l'avouerai , j'ai repris quelque espoir ;
J'ai crû que dans Memphis je pourrois le revoir.
A ce brûlant desir je m'abandonnois toute ;
Et d'un œil attentif j'en parcourois la route,
Quand ces deux malheureux sur la terre étendus,
Ont redonné l'allarme à mes sens éperdus :

J'ai vû dans le premier quelque refte de vie ;
Son âge vénérable à mon ame attendrie :
De l'autre pâle & mort je détournois les yeux.
Je ne l'ai point connu, j'en ai béni les Dieux.
Ma pitié feulement s'eft bornée à lui rendre
Ce qu'après le trépas tout mortel doit attendre ;
Tandis qu'au lieu voifin que nous avions quitté,
Le vieillard, par ton ordre, avoit été porté.
Enfin de ma frayeur à peine revenue,
Me voici dans ces murs où j'étois attendue.
Je n'y vois point celui que cherchoient mes fou-
　　　　haits,
Et je dois fouhaiter de ne l'y voir jamais !
Baniffons de mon cœur cette idée importune :
Et remettant aux Dieux le foin de ma fortune,
Allons, pour diffiper le défordre où je fuis,
Au pied de leurs Autels, l'oublier... fi je puis.

Fin du premier Acte.

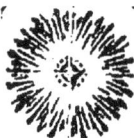

ACTE.

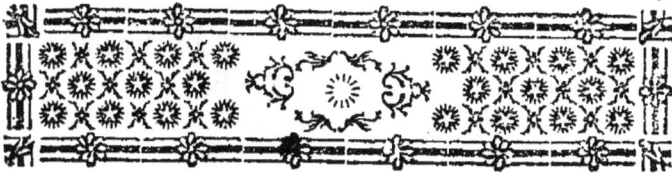

ACTE II.

SCENE PREMIERE.

NITOCRIS, CANOPE.

CANOPE.

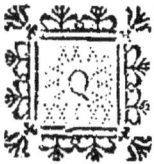

Uoi ! des vives douleurs où vous
       étiez en proie,
    Peut-on paſſer ſi vîte à cet excès de
       joie,
Madame ? & ſe peut-il qu'un ſi grand change-
      ment
Soit l'ouvrage d'un jour ou plutôt d'un moment ?
Croirai-je que le Ciel, une fois pitoyable,
Ait daigné vous montrer un regard favorable ?
Quel préſage du Temple avez-vous apporté ?
Ne puis-je prendre part à cette nouveauté ?
Un moment, avec moi, ceſſez de vous con-
      traindre ;
Madame, dans ces lieux, vous n'avez rien à
      craindre.

B

Et mon zéle, pour vous, a trop bien éclaté,
Pour vous laiffer douter de ma fidélité.

NITOCRIS.

J'aurois tort d'en douter, ô ma chere Canope!
Il faut bien qu'à tes yeux, mon cœur fe déve-
lope.
Dans mes longs déplaifirs, pourrois-tu foup-
çonner,
Qu'à quelque joie encore il pût s'abandonner?
Voici le jour heureux qui va finir mes peines!
J'ai reçu de mon fils des nouvelles certaines.
Le bruit de fon retour, en ces lieux répandu,
A frappé ce matin mon efprit éperdu.
Et pour rendre le Ciel à mes defirs propice,
J'ai couru dans le temple, offrir un facrifice.
Là, j'ai fait informer de mon intention.
L'Interprête abfolu de la Religion:
Le feul qui des Tyrans balançant la puiffance,
Ait de quoi réprimer leur injufte licence.
A peine a-t-il paru, que fon augufte afpect,
A rempli tous les cœurs de crainte & de refpect.
De tous mes furveillans, il m'a débarraffée:
J'ai marché fur fes pas, je me fuis avancée,
Dans un lieu qu'au filence on avoit confacré:
Lieu que l'aftre du jour n'a jamais pénétré,
Où la Divinité que l'Egypte y révére,
Se voit au fombre éclat d'une pâle lumiere.
C'eft alors qu'embraffant le marbre de fes pieds,

Après que de mes pleurs, ils ont été noyés;
Et que ma voix éteinte, & mal articulée,
Au secours de mon fils l'a cent fois appellée.
J'ai senti tout-à-coup un changement soudain,
Un espoir inconnu s'est glissé dans mon sein;
La flamme du bucher s'est d'abord allumée :
Elle a brillé dans l'air, sans pousser de fumée.
La Victime aussi-tôt présentée à l'Autel,
N'a point en gémissant reçu le coup mortel ;
Et le Prêtre attentif à ce pieux office,
N'a rien vu dans ses flancs, qui ne me fut pro-
        pice.
D'une sainte fureur en même tems épris,
Reine, rends, m'a-t-il dit, le calme à tes e-
        prits :
Ton fils est en ces lieux, avec la tyrannie,
Avant la fin du jour, ta misere est finie.
Il triomphe : tout fuit : tout céde à son effort,
Le Tyran va tomber, il expire, il est mort.
Il dit ; & me quittant après cette réponse,
Dans un antre opposé, je le vois qui s'enfonce ;
Et moi pleine de joye & d'un esprit content,
Je reviens dans le Temple, où ma garde m'at-
        tend.
Mais je reviens à peine, ô comble d'allégresse !
Que des Dieux tout-puissans j'éprouve la pro-
        messe.
Et pour me confirmer le retour de mon fils,
En rentrant au Palais, j'ai vu......

                        B ij

CANOPE.

Qui ?

NITOCRIS.

Cléophis.

CANOPE.

Lui qui de votre fils, avec des soins fidéles,
Vous venoit autrefois apporter des nouvelles :
Mais qui depuis le jour, que pour armer ce fils,
Le fer de votre époux, en ses mains fut remis :
Ce fer que vous gardiez, dans ses jeunes années,
Pour relever un jour vos tristes destinées,
Dans les murs de Memphis ne s'étoit plus fait
   voir,
Et dont même vos soins n'avoient pu rien sçavoir?

NITOCRIS.

C'est lui-même, & d'abord que je l'ai vu pa-
  roître,
Mes yeux, après dix ans, n'ont pu le mécon-
  noître.
Il n'a pu me parler ; mais ses regards contens,
M'ont assez confirmé le bonheur que j'attens.
Mon fils revient, Canope, au secours de sa mere,
Il va perdre Amasis : il va venger son pere :
Dieux ! avec quelle ardeur je compte les mo-
  mens,

Où je pourrai jouir de ses embrassemens !
Je crois déjà le voir au rang de ses Ancêtres :
Et le Nil retourné sous les loix de ses Maîtres.
Déjà je m'abandonne aux transports les plus
        doux.....

CANOPE.

Que faites-vous ? Ah Ciel ! le Tyran vient à
      vous.

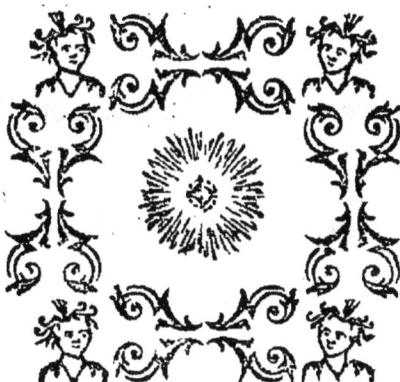

SCENE II.

AMASIS, NITOCRIS, CANOPE,
Gardes.

AMASIS.

PUis-je fçavoir de vous ce que je dois attendre,
Des decrets immortels que vous venez d'entendre,
Madame ? Et fi les Dieux confultés fur mon
 fort,
Vous ont promis, au Temple, ou ma vie, ou
 ma mort ?

NITOCRIS.

Four apprendre des Dieux les volontés fuprê-
 mes,
Vous n'avez pas befoin qu'ils s'expliquent eux-
 mêmes :
Voyez par quels forfaits vous êtes couronné,
Et vous fçaurez le fort qui vous eft deftiné.

AMASIS.

Je fçais bien plus. Je fçais que dans un facrifice,
Quelque figne trompeur vous a paru propice ;

Que le Prêtre à vos vœux a promis mon tré-
    pas.
Madame, fur ce point, je ne vous preffe pas.
Votre joye en fortant, de chacun remarquée,
Pour m'informer de tout, s'eft affez expliquée.
Mais je voudrois fçavoir quel eft cet Etranger,
Que vos yeux en rentrant viennent d'envifager?
Pourquoi tout ce matin vous a-t-il attendue?

NITOCRIS.

Qui donc! Quel Etranger s'eft offert à ma vue?

AMASIS.

A mes foins vigilans rien ne peut échapper;
Et j'ai par-tout des yeux que l'on ne peut trom-
    per.
Que vouloient vos regards attachés l'un fur l'au-
    tre?
Quel étoit fon deffein? quel peut être le vôtre?

NITOCRIS.

Si j'ai quelques fecrets que je veuille cacher,
Penfez-vous de mon fein les pouvoir arracher?
A l'artifice encore ajoutez les menaces:
Mon cœur s'eft endurci par toutes fes difgraces.
Et quelqu'autre malheur qui puiffe m'accabler,
Vous fçaurez mes fecrets quand je pourrai
    trembler.
                   B iv

AMASIS.

Tremblez donc; car vos yeux m'en ont plus fait
      comprendre,
Que vos difcours ici ne m'en fçauroient appren-
      dre.
C'eſt donc cet impoſteur, qui juſques dans ma
      Cour,
De votre fils, Madame, a femé le retour :
Et qui par ce faux bruit, ce rapport peu fidelle,
Vous a de mon malheur confirmé la nouvelle?
Que toujours Sefoſtris eſt prêt à m'immoler....

NITOCRIS.

Oui, Tyran, il eſt vrai, c'eſt trop diffimuler !
Je vois que tu fçais tout. Ta politique infâme
N'épargne aucun moyen pour lire dans mon
      ame.
Je vois que mes difcours te font tous racontés.
Qu'on obferve mes yeux, que mes pas font
      comptés.
Et par une rigueur qui n'eut jamais d'exemple,
On t'apprend juſqu'aux vœux que je fais dans le
      Temple.
Mais dans mon triſte fort, j'efpere toutefois,
Que je n'ai pas long-tems à gémir fous tes
      loix.
Egalement haï du Ciel & de la terre,
Tu ne peux éviter le fer ou le tonnerre.

Les Dieux, à mon fecours, ont amené mon
    fils.
Son nom eft cher encore aux peuples de Mem-
    phis.
Tout le monde te haït, & tout le favorife.
Tous fuivront un parti que le Ciel autorife.
De fon courage ardent à punir tes forfaits,
Chaque moment qui fuit, avance les effets;
Chaque moment ne fait que remplir l'intervale,
Qui t'éloignoit encore de ton heure fatale.

AMASIS.

Peut-être aurois-je à craindre un pareil attentat,
Si de l'exécuter il étoit en état.
Mais ma vie aujourd'hui n'eft pas bien hazardée,
Si ce n'eft que fur lui que ma perte eft fondée.

NITOCRIS.

Eh! qui peut arrêter fon généreux effort?
Dis, qui peut l'empêcher de t'immoler?

AMASIS.

               Sa mort.

NITOCRIS.

Mon fils eft mort!

AMASIS.

            Conduit par fa noire furie,
Il venoit dans ces murs pour m'arracher la vie;

              B v

Lorfqu'un bras triomphant envoyé par les Dieux,
L'a privé pour jamais de la clarté des Cieux.

NITOCRIS.

Non, je ne le crois point : la célefte puiffance
Ne trahit point ainfi les vœux de l'innocence ;
Moi-même, j'en ai vu des fignes affurés.

AMASIS.

Si vous n'en croyez rien, d'où vient que vous
pleurez ?

NITOCRIS.

Auprès de mon Tyran, puis-je être fans allarmes,
Et parler de mon fils, fans répandre des larmes ?
Mais comment ? qui t'a dit ? d'où fçais-tu qu'il
eft mort ?

AMASIS.

Celui qui l'a vaincu m'en a fait le raport.

NITOCRIS.

O Ciel !

AMASIS.

N'en doutez point, je le fçai de lui-même ;
Il eft dans mon Palais, & ma joie eft extrême,
De pouvoir vous montrer l'auteur de fon trépas.

NITOCRIS.

Quand il me le diroit, je ne le croirois pas ;
Je vois que ta frayeur lui dicte ce langage.
Tu crois que pour sortir d'un si long esclavage,
Au récit de sa mort, sans sécours, sans espoir,
Je pourrai m'abaisser à trahir mon devoir ;
Et que par notre hymen, j'arrêterai la foudre,
Dont les Dieux, & mon fils, vont te réduire en
      poudre ;
Mais d'un pareil espoir cesse de te flatter.
Adieu. L'orage gronde, il est prêt d'éclater.

A M A S I S.

Orgueilleuse, tremblez ; c'est sur vous qu'il va
      fondre.
Qu'on appelle mon fils : qu'il vienne la confon-
      dre.
Qu'il me suive.

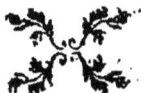

SCENE III.

AMASIS, PHANÉS, *Gardes.*

PHANÉS.

Seigneur, gardez-vous de fortir.
On en veut à vos jours. Je viens vous avertir,
Qu'aux portes du Palais, un infolent murmure,
Vous ofe, avec le Prince, accufer d'impofture;
Et que de Sefoftris, publiant le retour,
On s'obftine à nier qu'il ait perdu le jour.

AMASIS.

Eh! qui peut à mon peuple infpirer cette au-
    dace?
Eft-ce cet inconnu qu'on a vu dans la place?

PHANÉS.

Oui, Seigneur, c'eft lui-même.

AMASIS.

                    Et l'on ne l'a pas pris?
Courez, Gardes...

PHANÉS.

Seigneur, raffurez vos efprits :
Se voyant découvert, il a cru que la fuite
Pourroit le garantir de ma jufte pourfuite :
Mais j'ai par-tout des bras qu'il ne peut éviter.
Mes ordres font donnés pour le faire arrêter ;
Et bientôt de fa bouche, apprenant fes complices,
Vous le ferez dédire, au milieu des fupplices.

AMASIS.

Ah ! c'eft mettre le comble à ce que je te doi,
Difpofe, ordonne, agi, je m'abandonne à toi.
Va, cours.... Que de Memphis les portes foient
        fermées.
Difperfe où tu voudras mes légions armées.
N'épargne rien fur-tout, pour l'amener ici.
Tandis qu'avec mon fils, je vais.... Mais le voici.

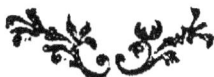

SCENE IV.

AMASIS, SESOSTRIS, *Gardes.*

AMASIS.

Vien me tirer, mon fils, d'une peine mortelle.
On seme parmi nous une étrange nouvelle.
On dit que Sesostris n'a point fini ses jours.

SESOSTRIS.

Eh! qui peut vous tenir de semblables discours ?

AMASIS.

Un traître, un inconnu, par ce bruit qui m'ou-
    trage,
Du peuple, contre nous, excite le courage;
Et la Reine, à mes yeux, vient de le soutenir.
Il faut les détromper, avant de les punir.
Pour lui, dans un moment, j'espére le confondre.
Il fuit ; mais de sa prise on vient de me répondre :
On le cherche par-tout : il ne peut aller loin.

SESOSTRIS.

Quoi! Seigneur....

AMASIS.

Oui, Phanés s'est chargé de ce soin

Pour la Reine, ce jour va m'en faire juſtice :
Mais avant que ma haine ordonne ſon ſupplice,
Avant de l'immoler, je veux que ſon raport
Confirme, aux yeux de tous, ta naiſſance, & ton
    fort.

SESOSTRIS.

La Reine !

AMASIS.

    Pour finir de ſemblables murmures,
De la mort de ſon fils, je veux que tu l'aſſures ;
Que tu faſſes briller un moment, à ſes yeux,
Ce fer, de ta victoire, inſtrument glorieux :
Et que par cet objet, confirmant ſa diſgrace,
Nous la forçions d'aller au milieu de la place,
Pour y dire elle-même, au peuple de Memphis,
Que ton bras a vaincu le dernier de ſes fils.

SESOSTRIS.

Moi, pour leur confirmer ma gloire, & ma
    naiſſance,
D'un ſemblable détour implorer l'aſſiſtance !
Non, non, pour détromper les eſprits abuſés,
Et réunir pour moi tous les cœurs diviſés,
Commandez qu'avec vous je paroiſſe à leur
    vue ;
Et non devant les yeux d'une mere éperdue,
Qui n'a que trop ſouffert de ſes autres malheurs,
Sans que par mon aveu, j'irrite ſes douleurs.

AMASIS.

Quoi ! toi, qui de fon fils n'as pas craint les
      aproches,
D'une femme en fureur tu craindrois les repro-
      ches ?
Trouverai-je ton cœur plus foible que ton bras?
Je le veux; il fuffit : ne me replique pas.
Ta réfiftance ici deviendroit inutile.
Allez, Gardes....

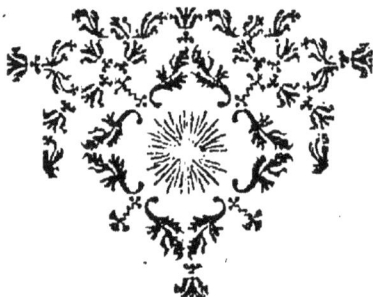

SCENE V.

AMASIS, SESOSTRIS, ARTHENICE, MICERINE, *Gardes.*

ARTHENICE.

SEigneur, où fera mon azile ?
Quel fpectacle cruel pour mes yeux étonnés !
Vos fujets contre moi fe font tous mutinés.
A peine je fortois, qu'ils m'ont environné :
Les uns de ma naiffance ont maudit la journée :
D'autres plus infolens, d'une prophane main,
Du Temple, & des Autels, m'ont fermé le che-
           min :
Et pouffant de longs cris qui menaçoient ma vie,
Aux portes du Palais leur foule ma fuivie.
Ils ne fçauroient fouffrir d'une commune voix,
Que le fang d'un fujet leur impofe des loix ;
Tandis que de leur Roi, la veuve infortunée,
Acheve dans les fers fa trifte deftinée.
Ils n'imputent qu'à moi les maux qu'elle a fouf-
           ferts ;
Et fi dans un moment vous ne brifez fes fers,
Pour l'attacher à vous, par un nœud légitime,
Vous me couronnerez, pour être leur victime.

SESOSTRIS.

Qu'entens-je ?

AMASIS.

Quoi ! ce peuple affervi fous mes loix,
A la témérité de condamner mon choix ?
Il brave jufques-là ma grandeur fouveraine ?
Allons, mon fils, avant qu'on appelle la Reine;
Allons nous préfenter à ces audacieux...

ARTHENICE.

Que vois-je ? lui Seigneur, votre fils ! juftes
Dieux !

AMASIS.

Oui, c'eft l'unique fruit d'un premier hymenée.
Je vais calmer les bruits qui vous ont étonnée ;
Et forcer ces mutins, dignes de mon courroux,
A ne plus voir ici d'autre Reine que vous.

(*Il s'en va.*)

SESOSTRIS.

J'ajouterai, Madame, avec un cœur fincere,
Qu'on ne peut-mieux remplir la place de ma
mere.
Je brûle également que vous donniez des loix,
Sur un Trône où le fang me donne quelques
droits ;
Et pour vous confirmer le grand titre de Reine,
Vous verrez s'il eft rien que mon bras n'entre-
prenne.

SCENE VI.

ARTHENICE, MICERINE.

ARTHENICE.

Quelle furprife! ô Ciel! quel abord imprévu!

Où fuis-je? qu'a-t-on dit? qu'ai-je oui? qu'ai-je vu?

De cet événement que faut-il que je croie?

Eft-ce une illufion que le fommeil m'envoie?

Celui qui de mon cœur avoit troublé la paix,

Celui dont malgré moi, je confervois les traits;

Et dont l'éloignement me fembloit fi funefte;

Eft le fils d'un Tyran que mon ame détefte!

„ Dont le bras tout fanglant fe prépare aujourd'hui

„ A me donner la mort, en m'attachant à lui!

„ O rencontre fatale, & qui me défefpére!

„ Quoi! l'horreur que je fens pour les crimes du pere,

„ L'effroi dont fa promeffe agite mes efprits,

„ Ne fçauroit un moment s'attacher fur le fils?

„ Quel charme dangereux me furprend, & m'arrête?

„ O Ciel! à quels tourmens faut-il que je m'apprête?

Quels combats pour mon cœur! que de trouble
     à la fois,
Si je veux le haïr autant que je le dois!

MICERINE.

Eh! pourquoi fans befoin, vous montrer fi févére?
Doit-il être garant des crimes de fon pere?
Et par mille vertus ne peut-il démentir
L'injuftice du fort qui l'en a fait fortir?

ARTHENICE.

Non, non, quelque vertu qui brille en fa per-
     fonne,
Il eft toujours d'un fang que le crime couronne.
Phanés, qui me défend d'époufer Amafis,
Ne fouffrira jamais que j'écoute fon fils.
,, Quoique pour les Tyrans, fon grand cœur
     entreprenne,
,, Je fçai ce qu'en fecret il leur porte de haine;
,, Et qu'il n'eft point de mort qu'il n'ofe dédai-
     gner,
,, Avant que leur hymen me force de régner.
J'en ai reçu tantôt l'affurance infaillible.
Cependant Amafis, ô fouvenir terrible!
Bientôt dans ce Palais, reviendra me chercher:
A fon fort que j'abhorre, il voudra m'attacher;
Mais pour rompre l'hymen que fon cœur fe pro-
     pofe,
Allons revoir mon pere, employons toute chofe;
Et parmi tant de maux que mon ame reffent,
Ne m'abandonne pas, je cours au plus preffant.

Fin du fecond Aĉte.

ACTE III.

SCENE PREMIERE.

SESOSTRIS, PHANÉS.

PHANÉS.

LA Reine va venir ; & de cette entre-
   vue
Le Tyran sur ses pas viendra sça-
   voir l'issue ;
Et sans doute avec vous il y seroit venu,
Si ma prudence ailleurs ne l'avoit retenu.
Pour vous, pour nos amis, que de sujets de crain-
   dre !
Mais puisque ç'en est fait, songez à vous con-
   traindre :
Que notre sort dépend de ce que vous ferez,
Et que tout est perdu, si vous vous déclarez.

SESOSTRIS.

Eh ! comment voulez-vous qu'auteur de ses allar-
mes,
Je puisse résister à ses cris, à ses larmes ?
Que j'aie en la voyant, assez de cruauté...

PHANÉS.

Dieux ! voici le péril que j'ai tant redouté.
Seigneur, si Cléophis vient d'exposer sa vie,
Pour avoir un moment attendu sa sortie,
Qu'allez-vous devenir, si durant ses regrets,
Vous ne pouvez cacher vos sentimens secrets ?
Ah ! voyez quels périls suivroient cette impru-
dence,
Si j'eusse en ce besoin, manqué de prévoyance !
Si dans le tems fatal qu'avec empressement
On cherche Cléophis, par mon commande-
ment,
Des Prêtres d'Osiris la troupe conjurée,
N'eût daigné le cacher dans l'enceinte sacrée.
Que sa faute, Seigneur, vous fasse ouvrir les
yeux !
C'est un avis exprès envoyé par les Dieux !
Qui se servent souvent de la chûte d'un autre,
Pour nous faire un exemple, à détourner la nôtre.
Profitez du désordre où l'on voit Amasis.
De crainte, & de courroux, tous ses sens sont
saisis ;

De voir que dans ces murs, sa proie enveloppée,
Eſt comme par miracle à sa rage échappée.
Tandis que furieux, & surpris, & troublé,
Par un pouvoir céleſte, il paroît aveuglé ;
Frappons. Ne tenons plus sa perte suspendue.
Que la foudre, en tombant, lui défille la vue,
Allons hâter l'effet de ce noble deſſein ;
Et ne vous déclarez, que sa tête à la main.

SESOSTRIS.

Oui, c'eſt trop retenir ma juſte impatience :
Pourquoi juſqu'à la nuit remettre ma vengeance?
Vingt fois, en le voyant, prêt à me découvrir,
Je me ſuis vu tenté de le faire périr.
Qu'à feindre ſi long-tems, un grand cœur a de
                peine !
Mais enfin, je me livre aux tranſports de ma
        haine.
Plus de retardement. Il le faut immoler ;
Et je vais....

PHANÉS.

            Ah, Seigneur ! où voulez-vous aller ?
Songez-vous qu'en ces lieux, sa garde l'envi-
        ronne ;
Qu'ils veillent tous ensemble, autour de sa per-
        ſonne ?
Des rivages brûlans, où commence le jour,
A force de bienfaits, attirez dans sa Cour,

Accoutumés au fang, nourris dans le carnage,
Ces barbares du peuple ignorent le langage :
Et nul jufqu'à ce jour n'a connu d'autre voix
Que celle du Tyran qui leur donne des loix.
Ainfi fi vous fuivez cette funefte envie,
Songez qu'en l'immolant, c'eft fait de votre vie.
Qu'il n'eft rien d'affez fort, pour vous faire épar-
    gner.
Ce n'eft pas tout qu'il meure, il faut vivre, &
    regner.
L'immoler & périr, n'eft qu'une foible gloire.
Pour vaincre, il faut jouir des fruits de fa victoire.
Dans une heure au plus tard je le livre en vos
    mains.
Vous voyez que lui-même avance nos deffeins.
Qu'il nous ouvre un chemin plus prompt & plus
    facile,
En fortant de ces murs, qui lui fervent d'azile.
Laiffez-moi le conduire où nos braves amis
Sont prêts d'exécuter tout ce qu'ils m'ont promis ;
Où je veux qu'attiré par l'efpoir qui le flatte,
Aux yeux même des Dieux, notre vengeance
    éclatte :
Et qu'au lieu de l'hymen qu'il y croit célébrer,
Il y trouve le fer qui le doit maffacrer.

S E S O S T R I S.

Eh ! c'eft-là, puifqu'il faut que je vous le révéle,
C'eft-là ce qui m'infpire une frayeur mortelle !

Vous

Vous ne m'aviez pas dit qu'Arthénice aujour-
    d'hui
Dût fe voir expofée à ce fatal ennui,
Et que prête à fubir un jour qu'elle appréhende...

PHANÉS.

C'eft ce qui rend ma joie, & plus Jufte, & plus
    grande.
C'eft ce qui doit m'enfler d'un généreux orgueil,
De voir fervir mon fang à creufer fon cercueil,
Et de pouvoir penfer que cet honneur infigne,
De vos bontés, Seigneur, la rendra moins in-
    digne.
Mais fur ce grand projet, en vain nous balan-
    çons,
Le Ciel l'achevera, fi nous le commençons :
Je ne crains que la Reine, & votre ame trop
    tendre....
Ah, Seigneur! de la voir, il falloit vous défen-
    dre,
Il falloit réfifter à cet ordre abfolu :
Vous aviez cent raifons fi vous l'aviez voulu.

SESOSTRIS.

Eh bien! pour diffiper l'effroi qui vous agite,
Tandis que je le puis, il faut que je l'évite.
Rentrons.

                C

AMASIS,

PHANÉS.

Il n'eſt plus tems, vous devez lui parler;
Vous êtes trop avant, Seigneur, pour reculer :
Un engagement ſi prompt donneroit trop d'om-
    brage,
Voyez-là; mais ſur vous n'attirez point l'orage;
Otez-lui tout eſpoir, & par un juſte effort,
De ce fils qu'elle plaint, confirmez-lui la mort:
C'eſt la ſauver, qu'aigrir le tourment qui l'acca-
    blé :
C'eſt une piété, que d'être impitoyable;
Et moi de mon côté, de peur d'être ſuſpect,
Durant cet entretien je fuirai votre aſpect;
Songez qu'à chaque inſtant, ces voûtes indiſ-
    crettes,
Auront des yeux ouverts ſur tout ce que vous
    faites;
Et qu'au premier regard, prompts à vous décéler,
Il n'eſt rien que ces murs ne puiſſent révéler.
J'entens du bruit, on vient; c'eſt la Reine elle-
    même.

SESOSTRIS.

Ciel! quel accablement, quelle douleur extrê-
    me !
Phanés, en quel état paroît-elle à mes yeux?
Ah, Barbare! ah, Tyran!

PHANÉS.

Que faites-vous ? ah, Dieux !
Vous êtes obfervé : Seigneur, je me retire :
Songez à vous.

SESOSTRIS.

Hélas ! que lui pourrai-je dire?

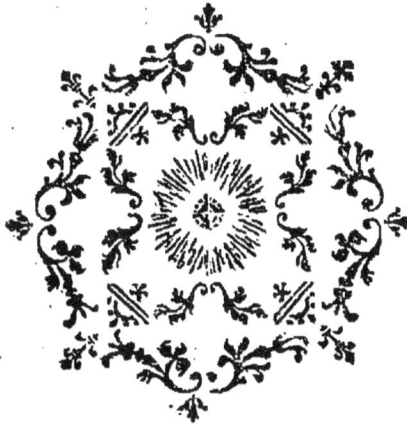

SCENE II.

NITOCRIS, SESOSTRIS, CANOPE, AMMON, *Gardes*.

NITOCRIS.

OU donc eſt ce cruel qu'on veut me préſen-
ter ?
Qu'il vienne. Qu'attent-il ? qui le peut arrêter ?
Qu'il vienne m'aſſurer de mon malheur extrême.

AMMON.

Voyez cet Etranger, Madame ; c'eſt lui-même.

NITOCRIS.

Quoi! c'eſt lui ? ... Mais, ô Ciel! qu'en dois-je
préſumer ?
Plus ſa vue en ces lieux a droit de m'allarmer ;
Plus je le conſidére, & plus en ſa préſence
Je ſens que ma douleur a moins de violence.
Je ſens même pour lui tout mon ſang s'émou-
voir.
Eh bien! parle ; eſt-ce toi qui demande à me voir?

SESOSTRIS.

Madame....

NITOCRIS.

Explique-toi, parle fans te contraindre ;
Mes malheurs font trop grands pour avoir rien à
craindre :
De la mort de mon fils, es-tu coupable, ou non?

SESOSTRIS.

Ces éclairciffemens ne font pas de faifon.
Vous fçaurez tout, Madame, en voyant cette
épée.

NITOCRIS.

O Dieux ! quel eft l'objet dont ma vue eft frap-
pée ?
Je reconnois ce fer d'un fils infortuné.
Perfide, il eft donc vrai, tu l'as affaffiné ?

SESOSTRIS.

Ne me demandez point quelle eft fa deftinée ;
Vous la voyez, Madame.

NITOCRIS.

O mere infortunée!
Et vous, Dieux impofteurs, qui flattiez mon
ennui,
Eft-ce-là le fecours que j'attendois de lui?
O mon fils! qui l'eût cru que ce fer redoutable,
Dont j'attendois la fin de mon fort déplorable :
Ce fer dont je t'armai dût fervir quelque jour,
A me prouver ta mort, & non pas ton retour !

Mais comment eſt-il mort ? conte-moi ta victoire.
Eléve de ce meurtre un trophée à ta gloire.
Parle, acheve, cruel, de me percer le cœur.

SESOSTRIS.

Madame, c'eſt aſſez. Je plains votre malheur....
Il finira bientôt.... Ma préſence l'irrite....
J'ai dit ce que j'ai dû vous dire, & je vous quitte.

NITOCRIS.

Ah, barbare! ah, cruel! arrête, & que ta main,
De la mere & du fils égale le deſtin.
Avant que de ſortir mets le comble à ta rage;
Frappe, voilà mon ſein, acheve ton ouvrage:
Dans ces flancs malheureux épuiſe ton courroux.
Frappe, te dis-je.

SESOSTRIS.

O Ciel que me propoſez-vous !

NITOCRIS.

Tu ſoupires, cruel, eſt-ce à toi de me plaindre?

SESOSTRIS.

Ah ! ç'en eſt trop, mon cœur ne peut plus ſe
contraindre.
Gardes, qu'avec la Reine on me laiſſe un inſtant.
Eloignez-vous. Sortez.

SCENE III.

NITOCRIS, SESOSTRIS, PHANÉS, CANOPE, AMMON, *Gardes.*

PHANÉS.

Seigneur, on vous attend;
Tout est prêt dans le Temple, & le Roi va pa-
roître;
Venez.

SESOSTRIS.
Ah! laissez-moi....

PHANÉS.
Je n'en suis pas le maître,
Vous sçavez l'ordre. Allons, il faut me suivre...

NITOCRIS.
Eh quoi!
Phanés aussi, Phanés est sans pitié pour moi?
Laissez-moi de ce monstre assouvir la furie....

PHANÉS.
Madame, mon devoir s'oppose à votre envie;
L'ordre presse. En ces lieux, c'est trop vous arrê-
ter;
(*Bas en s'en allant.*)
Rentrons. Dans quels périls alliez-vous nous
jetter!

C iv

SCENE IV.

NITOCRIS, CANOPE, *Gardes.*

NITOCRIS.

VA, Miniftre infolent, auteur de ma miſére,
 Va d'un crime ſi noir partager le ſalaire,
Perfide! qui pour prix des honneurs, des bien-
  faits,
Dont jadis mon époux ſurpaſſa tes ſouhaits;
Pour prix du rang ſuprême où l'hymen de ta fille
Eût fait monter un jour ton obſcure famille :
Préférant l'eſclavage à cet illuſtre eſpoir,
As peut-être vendu ton maître, & ton devoir.
Mais où va s'arrêter la douleur qui m'anime,
Tandis que l'aſſaſſin triomphe de ſon crime?
Par quel charme nouveau, par quel fatal poiſon,
A-t-il ſéduit mes ſens, & ſurpris ma raiſon?
Et par un mouvement que je ne puis connoître,
D'où vient que ſans horreur, je le voyois paroî-
  tre?
Ah! j'en rougis de honte; & je ſens que mon
  cœur
Se rend en frémiſſant à toute ſa fureur.
Ne tardons plus, ſuivons le tranſport qui me
  guide;
Faiſons tous nos efforts pour perdre ce perfide.
Je ſçais par quels moyens je pourrai le punir :
Allons voir le Tyran : mais je le vois venir.

SCENE V.

AMASIS, NITOCRIS, CANOPE,
Gardes.

NITOCRIS.

APproche, & viens jouir du tourment qui
      m'accable;
Le meurtre de mon fils n'eſt que trop véritable :
Mais après les horreurs de mon ſort inhumain,
Si tu veux qu'aujourd'hui je te donne ma main ;
Rappelle ce cruel, dont la noire furie
Triomphe inſolemment d'une ſi belle vie :
Conſens de l'immoler aux manes de mon fils ;
Je n'y réſiſte plus, je t'épouſe à ce prix.

AMASIS.

Eh! le connoiſſez-vous, pour ſuivre cette envie ?
Sçavez-vous de quel ſang il a reçu la vie ?

NITOCRIS.

Il m'a ravi mon fils : je n'examine rien.

AMASIS.

Pour venger votre fils, que j'immole le mien ?

NITOCRIS.

Lui, ton fils ?

                       C v

A M A S I S.

Oui, Madame; & je viens vous apprendre,
Qu'à remonter au Trône il ne faut plus préten-
    dre :
C'en est fait ; toutefois si vous y consentez,
Il ne tiendra qu'à vous d'éprouver mes bontés :
Je mettrai tous mes soins à soulager vos peines.
Libre dans ce Palais, vous n'avez plus de chaînes;
Vous pouvez, pour pleurer la mort de votre fils,
Vous montrer désormais aux peuples de Mem-
    phis ;
Et parmi les Tombeaux dressés pour nos Mo-
    narques,
De votre piété lui consacrer des marques :
Pour toutes ces faveurs, je n'exige de vous,
Qu'un traître, un imposteur, l'objet de mon
    courroux,
Que le peuple, séduit par ses vains artifices,
Dérobe trop long-tems aux rigueurs des suppli-
    ces.
Allez, dans leur devoir forcez-les de rentrer ;
Avant la fin du jour il faut me le livrer :
Ou j'atteste les Dieux, que votre mort certaine,
Au défaut de son sang, qu'on refuse à ma haine,
Vengera le mépris de mon autorité,
Et servira d'exemple à la témérité.
Obéissez, Madame ; & vous qu'on se retire.

SCENE VI.

NITOCRIS, CANOPE.

NITOCRIS.

QU'entends-je! quelle loi vient-on de me
  preſcrire ?
Où ſuis-je? Dois-je croire un ſi grand change-
  ment ?
Tout fuit, tout ſe diſperſe à ce commande-
  ment.
Profitons du bonheur que le Ciel nous envoie ;
A punir les Tyrans, il faut que je l'emploie :
Allons les immoler, ou périr ſous leurs coups.

CANOPE.

Eh ! de ce vain projet, quel fruit eſpérez-vous?
Dérobez-vous plutôt au ſort qu'on vous deſtine :
Dans Thébes, dans Saïs, ou dans Eléphantine ,
Venez de vos ſujets mandier le ſecours :
Ils vous défendront tous au péril de leurs jours ;
Ah ! ſi contre un Tyran ils ont eu l'aſſurance ,
D'enlever Cléophis à ſa noire vengeance ,
Quand ils verront en vous la veuve de leur Roi ,
Que ne feront-ils point pour vous prouver leur
  foi ?

NITOCRIS.

En vain, de cet efpoir, tu flattes ma mifére;
De mes triftes fujets, que veux-tu que j'efpére?
Canope, & quels confeils m'ofes-tu propofer?
Aux fureurs du Tyran pourront-ils s'oppofer?
Tu fçais comme agité d'éternelles allarmes,
Il a pillé leurs biens, il a faifi leurs armes :
Ses Miniftres fanglans, ou plutôt fes bour-
    reaux,
Ont abattu leurs cœurs fous le poids de leurs
    maux;
Et la mort de mon fils, qui détruit leur attente,
Va rendre déformais leur chaîne plus pefante :
Quels amis d'Apriés viendroient me fecourir?
Les plus zélés d'entre eux, il les a fait mourir.
Et le refte approuvant fes funeftes maximes,
Lui fait une vertu de chacun de fes crimes.
Ceux même qui veillant au culte des Autels,
Devroient donner l'exemple au refte des mor-
    tels,
Abufant lâchement de leurs faints priviléges,
Defcendent pour lui plaire aux derniers facrilé-
    ges;
Et fourds aux cris plaintifs des peuples gémiffans,
Entre les Dieux, & lui, partagent leur encens.
Non, non, je veux moi feule en délivrer la
    terre,
Au défaut de leurs bras, & même du tonnerre.

Je veux seule venger mon époux, mes enfans;
Ne laiffons point ici les crimes triomphans;
Et fi nos ennemis me font ceffer de vivre,
Du moins dans les enfers forçons-les de nous
    fuivre.

CANOPE.

Dieux! que je crains pour vous ce terrible def-
    fein!

NITOCRIS.

Périffe de mon fils, périffe l'affaffin.
Ménageons pour fa mort les momens qu'on nous
    laiffe;
Voyons par quels chemins, cherchons par quelle
    adreffe,
En quels tems, en quels lieux, je pourrai l'im-
    moler;
Et fuyons des témoins qui pourroient nous trou-
    bler.

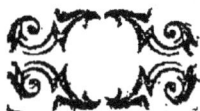

SCENE VII.

NITOCRIS, ARTHENICE, CANOPE.

ARTHENICE.

MAdame, dans les maux dont mon ame eſt
　atteinte,
Ne ſçachant où porter ni mes pas, ni ma plainte,
Vous me voyez tremblante....

NITOCRIS.

　　　Arthenice en ces lieux !
Mais d'où vient la douleur qui paroît dans vos
　yeux ?
De vos ſens affligés, quel déſordre s'empare ?

ARTHENICE.

Ignorez-vous le ſort qu'Amaſis me prépare ?
Qu'il m'a mandée ici pour être mon époux ?
Et me donner des biens qui ne ſont dûs qu'à vous ?

NITOCRIS.

A vous donner la main, le Tyran ſe diſpoſe !
Eh ! que réſolvez-vous ſur ce qu'il vous propoſe ?

ARTHENICE.

Ah! pour finir cet hymen, que je ne puis souffrir,
S'il étoit une voie où je pusse courir ;
S'il étoit un moyen de m'en pouvoir défendre,
Au péril de mes jours j'oserois l'entreprendre :
Mais seule, sans espoir, sans secours, sans appui,
Au milieu de sa Cour, que puis=je contre lui ?
Je comptois sur mon pere, en ce péril extrême :
Mais ce qui me confond, c'est mon pere lui-même,
Qui par des sentimens dignes de sa vertu,
Relevoit ce matin mon espoir abattu :
Qui d'un Trône accepté d'une main criminelle,
Présentoit à mes yeux l'infâmie éternelle :
Par un ordre nouveau qui me perce le sein,
Du Tyran tout-à-coup approuvant le dessein,
A ses feux maintenant, il veut que je souscrive;
Et dans une heure, au Temple, il faut que je le
        suive.
Voyez l'état funeste où me réduit le sort.

NITOCRIS.

Eh bien ! pour en sortir feriez-vous un effort ?
Vous sentez-vous le cœur capable de me suivre ?

ARTHENICE.

Je ne crains point la mort : s'il faut cesser de
        vivre,
Il n'est rien qu'avec vous je ne puisse tenter.
Que faut-il faire enfin, Madame ?

NITOCRIS.

M'imiter.
Vous fçavez qu'à mon fils vous fûtes deftinée ;
Et que pour célébrer cet illuftre hymenée,
De moment en moment j'attendois fon retour :
Il n'y faut plus fonger, il a perdu le jour.
Contre fon affaffin armons-nous l'une & l'autre ;
S'il échappe à mon bras, qu'il tombe fous le vô-
        tre.
La noirceur de fon crime eft égale entre nous :
S'il me ravit mon fils, il vous ôte un époux ;
Et vous devez montrer qu'une pareille injure
Intéreffe l'amour autant que la nature.

ARTHENICE.

Oui, courons accomplir ce généreux deffein ;
Mon cœur vous eft connu, nommez-moi l'affaffin :
Vous verrez s'il eft rien qui puiffe le défendre.

NITOCRIS.

C'eft le fils du Tyran.

ARTHENICE.

        Dieux ! que viens-je d'entendre ?

NITOCRIS.

Quoi ! déjà ce grand cœur commence à s'ébranler ;
Et dès le premier pas vous femblez reculer :
D'où peut naître à ce nom le trouble de votre
        ame ?

ARTHENICE.

Quoi! Madame, c'est lui dont la mort.....

NITOCRIS.

Oui, Madame;
Et si trop jeune encor pour un si grand projet,
Votre bras chancelant ne s'arme qu'à regret,
Par un autre moyen faisons qu'il s'accomplisse :
Unissons contre lui sa force & l'artifice ;
Invisible en ce lieu, j'attendrai l'assassin :
Je ne veux que mon bras pour lui percer le sein.
Chargez-vous seulement d'amener la victime,
Et je réponds du coup qui doit punir son crime.

ARTHENICE.

Mais, Madame, songez....

NITOCRIS.

Ah! c'est trop de raisons,
Craignez d'ouvrir mon ame à d'étranges soup-
çons.
Enfin, si le perfide échappe à ma vengeance,
Ma fureur avec lui vous croit d'intelligence.
Et dans les mouvemens d'un si juste courroux ;
Je ne m'en prendrai plus qu'à votre pere, à vous.
Songez-y bien. Adieu.

SCENE VIII.

ARTHENICE *feule.*

Quel orage s'affemble !
On en veut à mon pere : on en veut; ah, je
tremble !
Courons le prévenir, & chercher les moyens
De conferver des jours où j'attache les miens.

Fin du troifieme Acte.

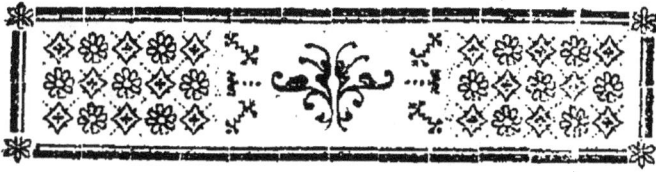

ACTE IV.

SCENE PREMIERE.

SESOSTRIS *seul.*

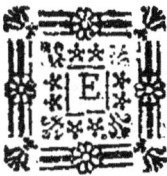

EN quel état cruel ai-je réduit ma
     mere !
Peut-être que cédant à sa douleur
     amere,
Le cœur gros de soupirs, sans espoir, sans se-
     cours,
Elle touche au moment qui va trancher ses
     jours.
Eh ! que me servira que dans mon entreprise,
Par la mort d'Amasis le Ciel me favorise,
Si ma mere tombant dans l'éternelle nuit,
Du succès que j'attends va me ravir le fruit ?
O Dieux ! pour l'achever que n'ai-je point à
     craindre ?
L'empressement d'agir, l'horreur de me contrain-
     dre :

Le Tyran qui prétend dans lë Temple à mes
     yeux,
Allumer le flambeau d'un hymen odieux.
Tant de troubles mortels, tant d'affreufes images,
Semblent à mes deffeins de fi triftes préfages,
Que mon cœur agité d'une prompte terreur,
Se remplit, malgré moi, d'une fecrette horreur.
De noirs preffentimens étonnent ma conftance....

S C E N E I I.

SESOSTRIS, *NITOCRIS d'un côté
du Théâtre, un poignard à la main,
AMASIS de l'autre côté.*

N I T O C R I S *d'un côté du Théâtre.*

IL eft feul, avançons. Ciel! foutiens ma ven-
     geance.

S E S O S T R I S.

O patrie! ô devoir! nature! amour! hélas!

N I T O C R I S, *voulant le frapper.*

Prenons ce tems propice. Ah! traître, tu mourras.

A M A S I S, *lui retenant le bras.*

Arrête, malheureufe.

NITOCRIS.

O Dieux!

SESOSTRIS.

O Ciel!

AMASIS.

Perfide,

Quel aveugle tranfport, quelle fureur te guide,
Quel démon, quelle rage a pu te poffléder?

NITOCRIS.

Le bourreau de mon fang peut-il le demander?

SESOSTRIS.

Je ne puis revenir de ma terreur extrême;
La Reine fur mes jours attenter elle-même?
O Ciel! quelle eft la main par qui j'allois périr?
O Ciel! quelle eft la main qui vient me fecourir?

AMASIS.

Cruelle! fi les Dieux foutenant mon audace,
Des tiens, qu'ils ont profcrits, m'ont fait prendre
la place;
Si leur courroux vengeur me les fit immoler,
Au repos d'un état qu'ils avoient pu troubler:
N'étoit-ce pas à moi que tu devois t'en prendre?

NITOCRIS.

J'ai voulu te frapper par l'endroit le plus tendre.

J'ai voulu te montrer en ce fatal moment;
Si la perte d'un fils est un léger tourment :
Juge par la fureur, le trouble, & la surprise;
Où t'a mis de mon bras l'inutile entreprise;
Quel fut mon désespoir, quand je vis en ces lieux,
Un époux, & cinq fils massacrés à mes yeux ?

AMASIS.

Ce ne fut rien encor. Depuis que les coupables
Ont éprouvé des loix les rigueurs équitables;
Pour punir un forfait si noir, si plein d'horreur,
Il n'est point de tourment au gré de ma fureur.
Hola! Gardes, à moi....

SCENE III.

AMASIS, SESOSTRIS, NITOCRIS, PHANÉS, *Gardes.*

PHANÉS.

Ciel! quelle est ma surprise ?
Comment, de qui, Seigneur, & pour quelle entreprise,
Tenez-vous ce poignard qui me glace d'effroi ?

AMASIS.

Viens apprendre un forfait qu'à peine encore je
croi.

Sur l'avis important d'une trame fecrette,
Pour les jours de mon fils, ma tendreffe inquiette,
Me l'avoit fait en vain chercher de toutes parts.
Quel fpectacle, en rentrant, a frappé mes re-
      gards,
Phanés ; cette furie à ma perte animée,
De ce fer affaffin dont elle étoit armée,
A mes fens éperdus, confirmant cet avis,
Sans moi, fans mon fécours, m'alloit ravir mon
      fils.

PHANÉS.

La Reine ! juftes Dieux !

AMASIS.

        Gardes, qu'on la faififfe.
   (*à Phanés.*)
Toi qui connois le crime, ordonne du fupplice.
   (*à Nitocris.*)
Et toi, tremble, barbare, & t'apprête à périr.

NITOCRIS.

Menace-moi de vivre, & non pas de mourir.
Par une prompte mort termine ma mifére ;
Ou par ce que j'ai fait crains ce que je puis faire.
Quelque foit mon Arrêt, je vais m'y préparer,
Et laiffe mes Tyrans pour en délibérer.

SCENE IV.

AMASIS, SESOSTRIS, PHANÉS,
Gardes.

AMASIS.

Qu'on l'immole.

SESOSTRIS.

Arrêtez : non, Seigneur, qu'elle vive ;
Il faut sur nos destins la tenir attentive ;
Et qu'elle soit présente aux glorieux apprêts,
Qui vont de ce grand jour signaler le succès.

PHANÉS.

Je dirai plus, Seigneur. Sa personne est un gage,
Qui dans tous vos périls vous a servi d'ôtage :
Et si depuis quinze ans vous les avez bravés,
C'est peut-être la Reine à qui vous le devez.
Enfin, si de ses jours le flambeau doit s'éteindre,
Mettez-vous en état de n'avoir rien à craindre.
Attendez à punir ses criminels desseins,
Qu'un traître qu'on poursuit soit remis en vos
      mains :
Et qu'en les confrontant au milieu des supplices,
Nous puissions de leur bouche arracher leurs com-
      plices.

AMASIS.

AMASIS.

Mais jusqu'à ce moment, fur qui, fur quelle foi,
Pourrai-je de fon fort me repofer?

PHANÉS.

Sur moi.

AMASIS.

Sur toi, Phanés !

PHANÉS.

Seigneur, confiez-moi fa garde ;
Ma foi vous eft connue, & ce foin me regarde.
Quelque nouveau projet qui puiffe l'infpirer,
D'elle, comme de moi, je puis vous affurer ;
Et pour fervir mon Roi, pour le bien de l'Empire,
Il n'eft rien d'impoffible au zéle qui m'infpire.

AMASIS.

Eh bien ! réponds-moi d'elle, & marche fur fes
pas.

SCENE V.

AMASIS, SESOSTRIS, *Gardes.*

AMASIS.

Dieux juftes ! Dieux puiffans ! que ne vous
dois-je pas ?
C'eft peu qu'à pleines mains vos faveurs épan-
chées,
Sur moi depuis quinze ans demeurent attachées :
Pour arracher mon fils au bras qui l'eût percé,
Quel fecours imprévu m'avez-vous adreffé ?

D

SCENE VI.

AMASIS, SESOSTRIS, ARTHENICE, *Gardes.*

AMASIS.

Vous à qui je le dois; venez, venez, Ma-
      dame,
A nos tranſports de joie abandonner votre ame :
C'eſt de vous que je tiens le ſalutaire avis ,
De l'horrible attentat qui menaçoit mon fils ;
J'ai retenu la main qui l'alloit entreprendre.
Quels honneurs déſormais ne dois-je point vous
      rendre ?
Si le rang où je ſuis peut vous récompenſer,
Je ne vous verrai plus que pour vous y placer.
Je vais de notre hymen preſſer l'inſtant propice ;
Toi, rends graces, mon fils, à ta libératrice.

SCENE VII.

SESOSTRIS, ARTHENICE.

SESOSTRIS.

Que vois-je ! quelle horreur a glacé mes
      eſprits ?
Qu'ai-je entendu, Madame ? & que m'a-t-on
      appris ?

Objet infortuné des fureurs de la Reine,
Exposé sans défense aux transports de sa haine;
Mon sang alloit couler, le fer étoit levé,
Sans vous ce coup impie alloit être achevé.
J'en frémis.... Grace au Ciel, tout a changé de
   face ;
Par où devant vos yeux ai-je pu trouver grace ?
Quel zéle en ma faveur venez-vous de montrer;
Et quel Dieu favorable a sçu vous l'inspirer ?

A R T H E N I C E.

Ne me demandez point quel zéle m'a poussée;
A peine de la Reine ai-je sçu la pensée :
A peine résolue à vous sacrifier,
Sa haine à ses fureurs a cru m'associer ;
Que de tous ses bienfaits rejettant la mémoire,
Sans craindre son courroux, sans consulter ma
   gloire ;
Que dis-je, sans songer qu'un Prince infortuné,
Qu'à l'hymen d'Arthenice elle avoit destiné ;
Par vos cruelles mains, privé de la lumiere,
Devoit à le venger me porter la premiere :
De votre seul péril, trop prompte à m'occuper,
Je n'ai songé qu'au coup qui vous alloit frapper.
J'ai couru prévenir un complot si funeste ;
Vous vivez, il suffit, j'ignore tout le reste.

S E S O S T R I S.

Madame, je le vois, la suprême grandeur
A des charmes puissans pour vaincre un jeune cœur.

D ij

Ce zéle officieux n'a plus rien qui m'étonne ;
Pour régner sur l'Egypte, Amasis vous couronne.
De ce qu'il fait pour vous mon salut est le prix ;
Et je ne dois vos soins qu'au seul nom de son fils.

ARTHENICE.

N'imputez rien, Seigneur, à ma reconnoissance ;
C'étoit pour votre vie une foible défense ;
Et j'aurois de la Reine appuyé le courroux,
Si nul autre intérêt ne m'eût parlé pour vous.

SESOSTRIS.

Ciel ! que vous m'étonnez ! Se pourroit-il, Madame,
Que l'amour d'Amasis n'eût point touché votre
  ame ?
Auriez-vous quelque peine à recevoir sa foi ?

ARTHENICE.

A l'honneur qu'il me fait, je sçai ce que je dois :
Mais mon cœur allarmé de cette préférence,
En sent plus de frayeur que de reconnoissance :
Et si vos jours sauvés méritent quelque prix,
Si vous êtes sensible aux soins que j'en ai pris,
Détournez un hymen dont l'odieuse chaîne,
Ne prépare à mon cœur qu'une éternelle gêne.
Voyez le Roi, parlez, il vous écoutera :
Demandez mon exil, il vous l'accordera ;
Pour un fils tel que vous, que ne fait point un
  pere !
Daignez donc adoucir l'excés de ma misére.

Le repos de mes jours me semblera plus doux,
Si je puis me flatter que je le tiens de vous.

SESOSTRIS.

Redevable à vos soins, Madame, d'une vie,
Qui sans votre secours m'alloit être ravie;
Je ne demande aux Dieux d'en prolonger le
    cours,
Que pour la consacrer au repos de vos jours.
Cet hymen dont l'idée excite vos allarmes,
Ne fera pas long-tems le sujet de nos larmes.
Je prends à l'empêcher plus d'intérêt que vous.
Non, jamais Amasis ne sera votre époux;
Mais à cette frayeur, votre ame trop sensible,
A d'autres sentimens est-elle inaccessible?
Auriez-vous pour le Sceptre encor quelques dé-
    dains,
S'il vous étoit offert par d'innocentes mains?
A nous abandonner êtes-vous toujours prête?
N'envisagez-vous rien ici qui vous arrête?
Et quand j'aurai comblé votre espoir le plus doux,
Où sera votre exil, sera-t-il loin de nous?

ARTHENICE.

Par vos soins désormais exempte de tristesse,
J'irai de vos bontés m'entretenir sans cesse,
Dans ces paisibles lieux, ces retraites, ces bois,
Où je vous vis, Seigneur, pour la premiere fois.

SESOSTRIS.

Non, non, vous méritez une autre deſtinée;
Avant la fin du jour vous ferez couronnée.
Mais au ſort qui m'attend votre ſort attaché,
Vous doit laiſſer encore ce myſtere caché.
Mon ſecret découvert nous perdroit l'un & l'au-
　　tre;
Il y va de ma vie, il y va de la vôtre.
J'aurois déjà fini mon trouble & votre effroi,
Si le danger preſſant n'eût regardé que moi.
Mais ceux qu'avec ma mort j'expoſe à cet orage,
A des ménagemens, abaiſſent mon courage.
Cependant l'heure approche, où pour votre ſe-
　　cours,
Tout eſt prêt dans le Temple: on m'attend, &
　　j'y cours.
Quelqu'honneur que ſur moi répande la victoire,
Vous en aurez le prix, vous en aurez la gloire.
En préſence des Dieux, je vais me découvrir,
Dégager votre foi, vous la rendre, ou mourir.
Adieu, Madame.

SCENE VIII.

ARTHENICE *seule.*

O Dieux ! que va-t-il entreprendre?
Quel est ce grand dessein que je ne puis com-
    prendre ?
Ciel ! par où dévoiler ce mystere caché ?
A son sort, m'a-t-il dit, le mien est attaché ;
Et jusques dans le Temple, où l'entraîne la gloi-
    re,
Il va chercher pour moi, la mort, ou la victoire !
Quel mélange confus, & d'espoir, & d'ennuis?
Quel Dieu dissipera l'embarras où je suis ?

SCENE IX.

ARTHENICE, MICERINE.

MICERINE.

Madame....

ARTHENICE.

Ah ! que me veut Micerine éperdue?

MICERINE.

Ce Vieillard que le sort offrit à notre vue,

Sur la terre étendu, mourant, ensanglanté !
Et qui ne doit le jour qu'à votre piété....

ARTHENICE.

Eh bien !

MICERINE.

Pâle, abattu, la démarche mal sûre,
Malgré le sang qui coule encore de sa blessure,
Son extrême foiblesse, & son âge glacé,
A quitté la demeure où nous l'avions laissé.
Il est ici, Madame.

ARTHENICE.

O Ciel ! qu'y vient-il faire ?

MICERINE.

Quand il m'a rencontré il cherchoit votre pere.

ARTHENICE.

Mon pere ! Et l'a-t-il vu ? l'a-t-on fait avertir ?

MICERINE.

Madame, du Palais, il venoit de sortir :
Il étoit dans le Temple, où son zéle s'applique,
A dresser de ce jour, l'appareil magnifique ;
Et des Gardes rangés les armes à la main,
A chacun, par son ordre, en ferment le chemin.

ARTHENICE.

Et de ce malheureux, quelle est la destinée ?

MICERINE.

Inſtruit de vos bontés , & de votre hymenée ;
Il m'envoye au plus vîte implorer votre appui.

ARTHENICE.

Ne pouvant rien pour moi , que pourrai-je pour
 lui ?

MICERINE.

Obtenir d'Amaſis une prompte audience ;
Devant lui ſeulement , il rompra le ſilence :
Et l'inſtruira , dit-il , d'un forfait odieux ,
Qui regarde l'Etat , lui , ſon fils , & les Dieux.

ARTHENICE.

Son fils ! quel fort cruel menace encor ta vie ?
Par combien de malheurs eſt-elle pourſuivie ?
Cher Prince..... Mais allons , courons à ſon
 ſecours ;
Et comme je le dois , prenons ſoin de ſes jours.

Fin du quatrieme Acte.

D v

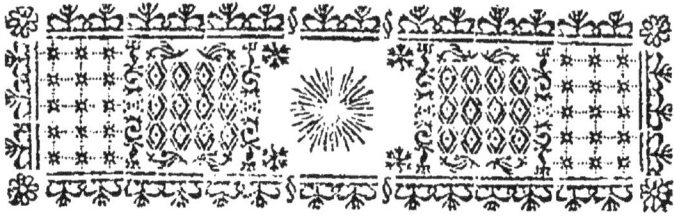

ACTE V.

SCENE PREMIERE.

AMASIS, NITOCRIS, CANOPE, Gardes.

AMASIS, à un Officier de sa garde.

ETOURNEZ à Phanés. Bientôt par
      ma présence,
Je vais de ses amis, calmer l'impa-
    tience.
Allez. Je suis content de leurs soins généreux,
Et je marche après vous, pour me rendre auprès
    d'eux ;
Qu'on appelle Arthenice, & mon fils avec elle.
      (à *Nitocris.*)
Et toi, viens prononcer ta sentence mortelle.
Te voici, grace au Ciel, sans espoir, sans
    soutiens ;
Mes sujets, dont l'orgueil entretenoient le tien,

Environnés par tout de mes fieres cohortes,
Du Temple, & de la Ville, ont vu faifir les
     portes ;
Et fi contre mes loix, ils s'ofent foulever,
Tout l'Univers, les Dieux ne pourroient les
     fauver.
Je devrois dans ton fang, éteindre leur audace:
Mais tu fçais à quel prix, ma bonté te fait grace.
Mon ennemi par toi, va-t-il fe découvrir ?
Parle, & fonge qu'un mot te fait vivre, ou
     mourir.

NITOCRIS.

Pour ébranler mon cœur, la menace eft legere.
Qui ne craint point la mort, fçait mourir, &
     fe taire ;
Va jufques dans le Temple, aux yeux de mes
     fujets,
Célébrer un himen qui flâte tes projets:
Ajoutes-y ma perte à tant d'autres victimes:
Mais crains d'y rencontrer la peine de tes crimes.
Crains que cet Etranger qui fe cache en ces lieux,
N'y foit pour ma vengeance envoyé par les
     Dieux.
Tu tremblera peut-être en le voyant paroître:
Ce n'eft qu'en t'immolant, qu'il fe fera con-
     noître :
Et j'efpere, Tiran, que malgré tous tes foins,
La foudre va partir, d'où tu l'attends le moins.

AMASIS.

Je crains peu ta menace , & quand pour ta
     vengeance ,
Tout l'Etat, avec lui, feroit d'intelligence ,
Les Dieux de ce péril , garantiroient mes jours.
Ils l'ont fait mille fois, ils le feront toujours.
De tes emportemens , je découvre la cause.
Je vois le defespoir , où mon himen t'expose.
Tu crains plus que la mort, le redoutable affront ,
De voir ton Diadême , orner un autre front :
Mais ma haine en ton sang , ne peut-être
     assouvie.
Je prétens ménager les restes de ta vie ;
Et pour te mieux punir, t'entraînant à l'Autel ,
T'y donner une Reine, avant le coup mortel.

SCENE II.

AMASIS , NITOCRIS , ARTHENICE , MICENICE , CANOPE , *Gardes.*

AMASIS *à Arthenice.*

ALlons, Madame , allons célébrer l'hymenée ;
Qui doit unir mon fort à votre destinée ;
Que la ponpe...

ARTHENICE.

Ah, Seigneur ! fufpendez ce deffein ;
Ne fongez qu'à parer les coups d'un affaffin.
Confufe, & déteftant fa criminelle audace ,
Je viens... La voix me manque , & tout mon
  fang fe glace.

AMASIS.

Que fçavez-vous ? parlez...

ARTHENICE.

                Seigneur, c'eft un avis,
Qui regarde vos jours , & ceux de votre fils.
Avant que d'expofer une tête fi chere ,
Daignez approfondir ce terrible myftere.

AMASIS.

(*à Nitocris.*)
Quel myftere ? Eft-ce encor un trait de ton
  couroux ?
Perfide !

ARTHENICE.

    Un Etranger tremblant, percé de coups,
Qui fous le faix des ans ; ne fe foutient qu'à
  peine ,
Vous apprendra , Seigneur... Le voici qu'on
  amene ;

SCENE III.

AMASIS, NITOCRIS,
ARTHENICE, MICERINE,
CANOPE, MENÉS, *Gardes.*

AMASIS.

Que vois-je ? eft-ce Menés ? en croirai-je
mes yeux ?

MENÉS.

Ah, Seigneur ! je vous vois, & j'en rends
grace aux Dieux.

AMASIS.

De ta mort, ce matin, j'ai reçu la nouvelle.
Pourquoi me faifoit-on ce rappor infidelle ?

MENÉS.

Seigneur, on l'a cru vrai. Sur la terre étendu,
Ma foibleffe, le fang que j'ai long-tems perdu,
Précipitoient la fin de mon fort déplorable ;
Quand les Dieux ont conduit cette main
secourable,
Par qui j'ai le bonheur d'embraffer vos genoux.

AMASIS.

O Dieux ! qui t'a porté de fi funeftes coups?

MENÉS.

Celui qui par un coup à l'Etat plus funefte,
A privé votre fils de la clarté célefte !

AMASIS.

Mon fils ! tu me furprens ! il n'eft pas dans
ma Cour ?

MENÉS.

Non. Ceffez déformais d'attendre fon retour.
Je venois, pénétré de la mort de fa mere,
Vous ramener ce fils, l'image de fon pere ;
Quand non loin de ces murs, d'un barbare
affaffin,
J'ai vu le bras levé pour lui percer le fein :
Je m'expofe à fa rage, & j'en fuis la victime.
A défendre fes jours, le Prince en vain s'anime ;
En vain, il montre un cœur incapable d'effroi :
Frappé d'un coup mortel, il tombe auprès de
moi.

AMASIS.

Quoi ! mon fils ? ... Je fuccombe au trouble
qui m'accable.

MENÉS.

Ce n'eft pas tout, Seigneur, gardez-vous du
coupable.
Tout dégoutant encor du fang de votre fils,
Je l'ai vu qui prenoit la route de Memphis :
Sans doute qu'il s'y cache, afin de vous fur-
prendre ;
Je vous en avertis.

AMASIS.

Dieux ! que viens-je d'apprendre

SCENE IV.

AMASIS, NITOCRIS, SESOSTRIS, ARTHENICE, MICERINE, MENÉS, CANOPE, *Gardes*.

AMASIS à *Sefoſtris*.

APproche ; connois-tu ce Vieillard ?

SESOSTRIS.

Juſtes Dieux !

AMASIS.

Quel trouble te faiſit ? Menés, tourne les yeux,
N'eſt-ce pas-là mon fils ?

MENÉS.

Lui, Seigneur ! ah, le traître !
C'eſt-là ſon aſſaſſin que vous voyez paroître.

ARTHENICE.

O Dieux !

MENÉS.

N'en doutez point ; je le connois trop bien.
C'eſt lui qui s'eſt couvert de ſon ſang , & du
    mien ;
C'eſt lui qui ſe portant à de nouvelles rages,
Après ſon attentat, nous a ravi les gages,
Dont Ladice en mourant ſe repoſa ſur nous :
Ses lettres , ſon anneau... Seigneur, ſongez à
    vous.
Je mourrai ſans gémir du malheur qui m'opprime,
Si je puis aux Enfers conduire ma victime.

SCENE V.

AMASIS, SESOSTRIS, NITOCRIS,
ARTHENICE, MICERINE,
CANOPE, *Gardes.*

AMASIS.

Oui, tu feras content, tes yeux feront
    témoins...
Que pour le fecourir, on redouble les foins.
L'ai-je bien entendu? grands Dieux, le puis-je
    croire ?
Ton bras eſt-il l'auteur d'une action ſi noire ?
M'as-tu ravi mon fils ?

SESOSTRIS.

           Oui, Tiran, il eſt mort ;
Et l'on vient de te faire un fidelle rapport.

AMASIS.

Traître ! qu'eſperois-tu de cette barbarie ?
Quel étoit ton deſſein ? quelle aveugle furie,
Dans le ſang de mon fils t'a fait tremper tes
    mains ?

SESOSTRIS.

Quand tu ſçauras mon nom, tu ſçauras mes
    deſſeins.

AMASIS.

Eh ! quel es-tu ? tu réponds, perfide !

SESOSTRIS.

           Eh ! qui puis-je être ?
Après ce que j'ai fait, me peux-tu méconnoître?

Et ce bras tout fanglant du meurtre de ton fils,
T'apprend-il pas affez que je fuis Sefoftris ?

NITOCRIS.

Ah ! mon fils !

ARTHENICE.

Qu'ai-je fait ?

AMASIS.

Gardes, qu'on le faififfe.

SESOSTRIS, *mettant la main à l'épée.*

Traîtres. ...

AMASIS.

Que les bourreaux préparent fon fupplice.

NITOCRIS.

Arrête, que fais-tu ? peuple lâche, & fans foi ;
C'eft le fang d'Apriès : c'eft mon fils : c'eft
ton Roi.

AMASIS.

Je fuis mieux obéi que tu n'es écoutée.

SESOSTRIS, *défarmé.*

Oui, le Ciel veut ma perte, & je l'ai méritée.
Je vois qu'il me punit, & fe venge à fon tour,
Non, d'avoir entrepris de te ravir le jour :
D'affranchir de tes fers, ma mere, & ma patrie ;
Mais d'avoir pris un nom, dont ma gloire eft flétrie,
Et d'avoir abaiffé l'héritier d'un grand Roi,
A paffer pour le fils d'un monftre, tel que toi.
Ton fang devoit laver une tache fi noire ;
Mais fi de le verfer, je n'ai pas eu la gloire,

Je t'ai ravi ton fils ; & graces à mes soins,
C'est toujours un Tiran que l'Egypte a de
    moins.

AMASIS.

Quoi ! perfide...

SCENE VI.

AMASIS, NITOCRIS, SESOSTRIS, ARTENICE, MICERINE, CANOPE, AMMON, *Gardes.*

AMMON.

S Eigneur....

AMASIS.

      Ah ! que vient-on me dire ?

AMMON.

Qu'en vain contre vos jours, votre ennemi
    conspire ;
Qu'au Temple, en ce moment, nous l'avons
    rencontré ;
Mais que pour l'arracher d'un azile assuré,
Les Prêtres orgueilleux de leur pouvoir suprême,
N'ont voulu recevoir de loix que de vous même ;
Et que Phanés craignant sa fuite ou leur appui,
Veille, en vous attendant, & sur eux, & sur lui.

AMASIS.

Dieux ! courons le rejoindre ; allons par les
    supplices,
De ces deux criminels, apprendre les complices ;

Des Prêtres avec eux ! allons punir l'orgueil :
Que leur Temple détruit, leur serve de cercueil ;
Et que tout l'Univers apprenant ma vengeance,
Fremisse du supplice, ainsi que de l'offense ;
Qu'on l'entraîne...

NITROCRIS.

Ah ! mon fils ! je ne te quitte pas...

AMASIS.

Ammon, que dans ces lieux, on retienne ses pas :
J'ai besoin d'un ôtage.

NITOCRIS.

Ah ! Tiran.

AMASIS.

Qu'on l'arrête.

J'aurai soin d'ordonner qu'on t'apporte sa tête.

SCENE VII.
NITOCRIS, CANOPE, *Gardes.*
NITOCRIS.

Quoi ! nul de ses sujets ne le vient secourir ?
Dans ses propres Etats, on le laisse périr :
Jusques sur les Autels, on va trancher sa vie :
Souffrirez-vous, grands Dieux, ce sacrifice impie ?
Nil souleve tes flots, & vomi dans ces murs
Tous ces monstres cachés dans tes antres obscurs ?
„ Que ferai-je, où courir ? que la terre s'en-
      tr'ouve !
„ Que du Styx, à nos yeux, la rive se découvre :

,, Et tout couvert encor de vos triftes lambeaux,
,, Mânes de fes parens, fortez de vos tombeaux.
,, Si la terre, & le Ciel refufent de m'entendre ;
,, Que ce foient les Enfers, qui viennent le
   défendre ;
O mon illuftre époux ! entens ma trifte voix ;
Viens lui donner la vie une feconde fois :
Perce l'obfcurité de tes demeures fombres ;
Arme-toi des tourmens inventés pour les ombres.
Jufqu'au pied des Autels, viens lui fervir d'appui ;
Et fais ce que les Dieux devroient faire pour lui.
Mais que fais-je ? que dis-je ? ô malheureufe mere ?
Quels vœux puis-je former ? & qu'eft-ce que
   j'efpere ?
Ce Palais de mes cris retentit vainement :
Mon fils eft mort, Canope, ou meurt en ce
   moment.

SCENE VIII.

NITOCRIS, ARTHENICE, CANOPE, *Gardes.*

NITOCRIS.

CRuelle, en eft-ce fait ? Votre rage inhu-
   maine
Vient-elle jufqu'ici triompher de ma peine ;
Ou votre main, fervant les crimes d'Amafis,
Vient-elle m'apporter la tête de mon fils ?
L'avez-vous vû tomber fous fes coups ?

ARTHENICE.

Ah ! Madame :
Ce que j'ai vu suffit pour déchirer mon ame :
Le Tiran, de soldats, l'a fait environner ;
Après lui, dans le Temple, il l'a fait entraîner :
Et comme résolue à ne le point survivre,
Je traversois la foule, & tâchois de l'y suivre.
J'ai vu fermer la porte, & mille cris confus
Ont fait entendre au loin, il est mort, il n'est plus.

NITOCRIS.

Il n'est donc plus ce fils, le dernier de ma race !
Tout mort, & tout sanglant, il faut que je
    l'embrasse :
Allons, courons au Temple, à la face des Dieux...
Mais de quels cris nouveaux, retentissent ces
    ileux ?

SCENE DERNIERE.

NITOCRIS, SESOSTRIS, ARTHENICE, MICERINE, CANOPE.

NITOCRIS.

AH ! mon fils, est-ce toi que le Ciel me
    renvoie ?

ARTHENICE.

Quel miracle, Seigneur, permet que je vous
    voie ?

SESOSTRIS.

Il eſt tems de finir des regrets ſuperflus ;
Vous n'avez rien à craindre , Amaſis ne vit
   plus.

NITOCRIS.

Il ne vit plus ! ô Ciel ! quelle heureuſe nou-
   velle !
Mais qui t'a délivré de ſa rage cruelle ?
Comment t'ès-tu ſauvé , ne me déguiſe rien ;
A qui dois-je , mon fils , ton ſalur , & le mien?

SESOSTRIS.

Un illuſtre ſujet finit notre miſere.
Le croirez-vous, enfin ? C'eſt Phanés.

NITOCRIS. Lui !

ARTHENICE. Mon pere !

SESOSTRIS.

A peine le Tiran , trompé par ſes avis ,
M'avoit fait entraîner au Temple d'Oſiris ;
Que portant ſur l'Autel une vue égarée ,
Il trouve Cleophis dans l'enceinte ſacrée :
Où ſe croyant déjà maître de notre ſort ,
Il ſemble s'applaudir de nous donner la mort :
Quand Phanés , pour donner le ſignal , &
   l'exemple ,
Du nom de Seſoſtris fait retentir le Temple ;

Et soudain l'on entend, à travers mille cris,
Que meure le Tiran, & vive Sesostris!
Pâles, saisis d'effroi, ses Gardes l'abandonnent,
Ardens, pleins de fureurs, les nôtres l'envi-
ronnent.
Je l'approche, & d'un fer que je prens sur
l'Autel,
Je le jette à mes pieds, frappé d'un coup mortel.
Mille autres animés d'une pareille envie,
Vont chercher dans ses flancs, les restes de sa
vie;
Et tandis qu'en tous lieux, Phanés, & Cleophis,
Confirment mon retour aux peuples de Memphis;
Faisant à la fureur succéder la tendresse,
D'un pas précipité; j'ai traversé la presse,
Pour gouter des plaisirs si long-tems attendus,
Et vous offrir des biens que le Ciel m'a rendus.

NITOCRIS.

Ah! mon fils quel bonheur succéde à nos
allarmes!
Allons faire cesser le tumulte des armes;
Et parmi les plaisirs que promet ce grand jour,
Par un heureux hymen, couronner notre
amour.

F I N.

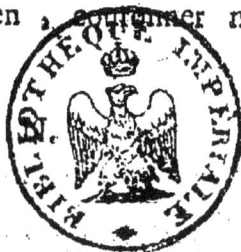

www.ingramcontent.com/pod-product-compliance
Lightning Source LLC
Chambersburg PA
CBHW060623200326
41521CB00007B/870